El Libro De Cocina

Para Principiantes

De La Dieta

Cetogénica

Un Libro De Cocina Simplificado Para Hacer Recetas
Cetogénicas Sabrosas Y Saludables

Amanda Brooks

Maite Romero

© Copyright 2021 - Amanda Brooks - Todos los derechos reservados.

El contenido contenido en este libro no puede ser reproducido, duplicado o transmitido sin el permiso directo por escrito del autor o del editor.

Bajo ninguna circunstancia se tendrá ninguna culpa o responsabilidad legal contra el editor, o autor, por ningún daño, reparación o pérdida monetaria debido a la información contenida en este libro. Directa o indirectamente.

Aviso legal:

Este libro está protegido por derechos de autor. Este libro es sólo para uso personal. No puede modificar, distribuir, vender, usar, citar o parafraseando ninguna parte, o el contenido dentro de este libro, sin el consentimiento del autor o editor.

Aviso de exención de responsabilidad:

Tenga en cuenta que la información contenida en este documento es solo para fines educativos y de entretenimiento. Se ha ejecutado todo el esfuerzo para presentar información precisa, actualizada y fiable y completa. No se declaran ni implican garantías de ningún tipo. Los lectores reconocen que el autor no está participando en la prestación de asesoramiento legal, financiero, médico o profesional. El contenido de este libro se ha derivado de varias fuentes. Consulte a un profesional con licencia antes de intentar cualquier técnica descrita en este libro.

Al leer este documento, el lector está de acuerdo en que bajo ninguna circunstancia es el autor responsable de ninguna pérdida, directa o indirecta, que se incurra como resultado del uso de la información contenida en este documento, incluyendo, pero no limitado a, — errores, omisiones o inexactitudes.

Tabla ocontenido

RECETAS DE BATIDOS Y DESAYUNO...10

Búfalo Hummus Chozas de Carne..11

Chaffles Okonomiyaki 13

Keto Reuben Chaffles 16

Batido de mantequilla de girasol choco..18

Sándwiches de gasa de cerdo tirados 19

Picaduras de guacamole chaffle..21

Chaffles de calabacín parmesano..23

Palitos churro de calabaza y canela 24

Chaffle de caramelo de chocolate Keto 26

Mordeduras de gasa de queso azul...28

intermedio 29

Chaffle de calabaza con glaseado 29

Desayuno Maní Mantequilla Chaffle 31

Batido de proteína de fresa...33

RECETAS DE CERDO, CARNE DE RES Y CORDERO...............34

Chuletas de cerdo sabrosas..35

RECETAS DE MARISCOS Y PESCADOS 37

Ensalada de camarones de aguacate..38

Scampi de camarón..40

COMIDAS SIN CARNE..42

Revuelve brócoli frito con champiñones 43

Sabores Calabacín Gratinado 45

SOPAS, GUISOS Y ENSALADAS...47

Sabrosa sopa de tacos..48

BRUNCH Y CENA..50

Feta Kale Frittata 51

POSTRES Y BEBIDAS...53

Budín de frambuesa de chía 53

Budín de chía de chocolate..55

RECETAS DE DESAYUNO 56

Salchicha cursi de desayuno 56

APERITIVOS Y POSTRES 58

Espinacas cremosas de bajo contenido de carbohidratos cursi 58

RECETAS DE CERDO Y CARNE DE RES 60

Gyros de cerdo griego 60

Chuletas de cerdo de romero de ajo 62

Quiché de carne 64

Carne de chile 66

Calabaza de arce de Cheddar 67

RECETAS DE MARISCOS 69

Pan de salmón sin granos 69

Rodajas de Mahi Mahi con mantequilla 71

VEGANO Y VEGETARIANO 73

Mini pimientos horneados 73

RECETAS DE POLLO Y AVES DE CORRAL 75

Cazuela de pollo Keto Pesto 75

RECETAS DE DESAYUNO 77

Bayas frescas con crema 77

Gofres de chia flaxseed 78

Sopa cremosa de calabaza 80

Espinacas con leche de coco 82

Espárragos de setas 83

RECETAS PARA LA CENA 85

Salteado de ternera y brócoli 85

RECETAS DE POSTRES 88

Caramelo de mantequilla de almendras simple 88

RECETAS DE DESAYUNO 89

Bomba de grasa de tocino y huevo 89

RECETAS DE ALMUERZO 91

Ensalada de huevo 91

RECETAS DE APERITIVOS 93

Ensalada Coleslaw...93

RECETAS PARA LA CENA 95

Kebab de pollo 95

RECETAS INUSUALES DE COMIDAS DELICIOSAS.................98

Chuletas de cordero mediterráneas 98

Colas de langosta.. 100

RECETAS DE POSTRES KETO................................... 102

Barras de limón de coco 102

pastel 104

Pastel de almendras de canela 104

COOKIES: PRINCIPIANTE 106

Galletas de chocolate simples 106

CARAMELO: PRINCIPIANTE....................................... 108

Intermedio: Caramelo de queso de bayas 108

POSTRE CONGELADO: PRINCIPIANTE..................... 110

Yogur de fresa.. 110

RECETAS DE DESAYUNO 111

Relleno de papa y pan holandés de Pensilvania 111

RECETAS DE ALMUERZO 114

Rollos suaves para la cena 114

Pan de keto de almendras 116

RECETAS DE APERITIVOS 117

Focaccia 117

cena 102

Jalapeno Cornbread Mini- Panes.................................. 102

Pastel de Mousse de Keto... 104

EL ALMUERZO DE KETO 106

Jueves: Almuerzo: Plato de Jamón y Brie 106

Lunes: Cena: Costillas cortas de ternera en una olla lenta.............. 108

RECETAS DE BATIDOS Y DESAYUNO

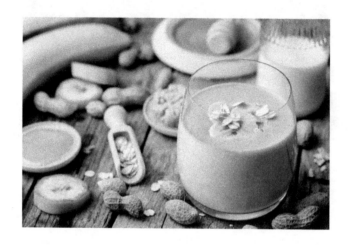

Búfalo Hummus
Chozas de Carne

Tiempo de preparación: 15 minutos

Tiempo de cocción: 32 minutos

Porciones: 4

ingredientes:

- 2 huevos
- 1 taza + 1/4 de taza de queso cheddar finamente rallado, dividido
- 2 cebolletas frescas picadas
- Sal y pimienta negra recién molida al gusto
- 2 pechugas de pollo, cocidas y cortadas en cubos
- 1/4 de taza de salsa de búfalo
- 3 cucharadas de hummus bajo en carbohidratos
- 2 tallos de apio picados
- 1/4 de taza de queso azul desmenuzado para la cobertura

Indicaciones:

1. Precalentar la plancha de gofres.
2. En un tazón mediano, mezcle los huevos, 1 taza de queso cheddar, cebolletas, sal y pimienta negra,
3. Abra el hierro y agregue una cuarta parte de la mezcla. Cierre y cocine hasta que esté crujiente, 7 minutos.
4. Transfiera el chaffle a un plato y haga 3 chaffles más de la misma manera.

5. Precaliente el horno a 400 F y forre una bandeja para hornear con papel pergamino. reservar.

6. Corta los pajas en cuartos y colócalas en la bandeja para hornear.

7. En un tazón mediano, mezcle el pollo con la salsa de búfalo, el hummus y el apio.

8. Coloca la mezcla de pollo en cada cuarto de paja y cubre con el queso cheddar restante.

9. Coloque la bandeja para hornear en el horno y hornee hasta que el queso se derrita, 4 minutos.

10. Retirar del horno y la parte superior con el queso azul.

11. Sirva después.

nutrición:

Calorías 552

Grasas 28.37g

Carbohidratos 6.97g

Carbohidratos netos 6.07g

Proteína 59.8g

Chaffles

Okonomiyaki

Tiempo de preparación: 20 minutos

Tiempo de cocción: 28 minutos

Porciones: 4

ingredientes:

Para los rozaduras:

- 2 huevos batidos
- 1 taza de queso mozzarella finamente rallado
- 1/2 cucharadita de polvo de hornear
- 1/4 de taza de rábanos rallados

Para la salsa:

- 2 cucharaditas de aminoácidos de coco
- 2 cucharadas de ketchup sin azúcar
- 1 cucharada de jarabe de arce sin azúcar
- 2 cucharaditas de salsa Worcestershire

Para la cobertura:

- 1 cucharada de mayonesa
- 2 cucharadas de cebolletas frescas picadas
- 2 cucharadas de escamas de bonito
- 1 cucharadita de polvo seco de algas marinas
- 1 cucharada de jengibre encurtido

Indicaciones:

Para los rozaduras:

1. Precalentar la plancha de gofres.
2. En un tazón mediano, mezcle los huevos, el queso mozzarella, el polvo de hornear y los rábanos.
3. Abra el hierro y agregue una cuarta parte de la mezcla. Cierre y cocine hasta que esté crujiente, 7 minutos.
4. Transfiera el chaffle a un plato y haga 3 chaffles más de la misma manera.
5. Para la salsa:
6. Combine los aminoácidos de coco, el ketchup, el jarabe de arce y la salsa Worcestershire en un tazón mediano y mezcle bien.

Para la cobertura:

1. En otro tazón de mezcla, mezcle la mayonesa, las cebolletas, las escamas de bonito, el polvo de algas y el jengibre
2. A porciones:
3. Coloca los chaffles en cuatro platos diferentes y agita la salsa en la parte superior. Extienda la cobertura en los rozaduras y sirva después.

nutrición:

Calorías 90

Grasas 3.32g

Carbohidratos 2.97g

Carbohidratos netos 2.17g

Proteína 12.09g

Keto Reuben

Chaffles

Tiempo de preparación: 15 minutos

Tiempo de cocción: 28 minutos

Porciones: 4

ingredientes:

Para los rozaduras:

- 2 huevos batidos
- 1 taza de queso suizo finamente rallado
- 2 cucharaditas de semillas de alcaravea
- 1/8 cucharadita de sal
- 1/2 cucharadita de polvo de hornear

Para la salsa:

- 2 cucharadas de ketchup sin azúcar
- 3 cucharadas de mayonesa
- 1 cucharada de sabor al eneldo
- 1 cucharadita de salsa picante

Para el relleno:

- 6 oz de pastrami
- 2 rebanadas de queso suizo
- 1/4 de taza de rábanos encurtidos

Indicaciones:

Para los rozaduras:

1. Precalentar la plancha de gofres.
2. En un tazón mediano, mezcle los huevos, el queso suizo, las semillas de alcaravea, la sal y el polvo de hornear.
3. Abra el hierro y agregue una cuarta parte de la mezcla. Cierre y cocine hasta que esté crujiente, 7 minutos.
4. Transfiera el chaffle a un plato y haga 3 chaffles más de la misma manera.

Para la salsa:

1. En otro tazón, mezcle el ketchup, la mayonesa, el sabor del eneldo y la salsa picante.
2. Para ensamblar:
3. Dividir en dos rozaduras; la salsa, el pastrami, las rebanadas de queso suizo y los rábanos encurtidos.
4. Cubrir con los otros chaffles,dividir el sándwich en mitades y servir.

nutrición:

Calorías 316

Grasas 21.78g

Carbohidratos 6.52g

Carbohidratos netos 5.42g

Proteína 23.56g

Batido de mantequilla de girasol choco

Tiempo de preparación: 5 minutos Tiempo de cocción: 5 minutos Servir: 1

ingredientes:

- 1/3 taza de leche de coco sin endulza
- 1/4 de taza de hielo
- 1/2 cucharadita de vainilla
- 1 cucharadita de cacao en polvo sin endulzar
- 2/3 taza de agua
- 2 cucharadas de mantequilla de semillas de girasol

Indicaciones:

- Agregue todos los ingredientes a la licuadora y licúe hasta que estén suaves.
- Sirva y disfrute.

Valor nutricional (cantidad por porción):

Calorías 379

Grasa 34,6 g

Carbohidratos 13 g

Azúcar 3 g

Proteína 8,5 g

Colesterol 0 mg

Sándwiches de gasa de cerdo tirados

Tiempo de preparación: 20 minutos

Tiempo de cocción: 28 minutos

Porciones: 4

ingredientes:

- 2 huevos batidos
- 1 taza de queso cheddar finamente rallado
- 1/4 cucharadita de polvo de hornear
- 2 tazas de cerdo cocido y rallado
- 1 cucharada de salsa bbq sin azúcar
- 2 tazas de mezcla de ensalada de col rallada
- 2 cucharadas de vinagre de manzana
- 1/2 cucharadita de sal
- 1/4 de taza de aderezo ranchero

Indicaciones:

1. Precalentar la plancha de gofres.
2. En un tazón mediano, mezcle los huevos, el queso cheddar y el polvo de hornear.
3. Abra el hierro y agregue una cuarta parte de la mezcla. Cierre y cocine hasta que esté crujiente, 7 minutos.
4. Transfiera el chaffle a un plato y haga 3 chaffles más de la misma manera.

5. Mientras tanto, en otro tazón mediano, mezcle el cerdo tirado con la salsa BBQ hasta que esté bien combinado. reservar.

6. Además, mezcle la mezcla de ensalada de col, vinagre de sidra de manzana, sal y aderezo ranchero en otro tazón mediano.

7. Cuando los rozaduras_ estén listos, en dos pedazos, divida el cerdo y luego cubra con la ensalada de col del rancho. Cubra con los _rozaduras restantes_ e inserte mini pinchos para asegurar los sándwiches.

8. Disfruta después.

nutrición:

Calorías 374

Grasas 23.61g

Carbohidratos 8.2g

Carbohidratos netos 8.2g

Proteína 28.05g

Picaduras de guacamole chaffle

Tiempo de preparación: 10 minutos

Tiempo de cocción: 14 minutos

Porciones: 2

ingredientes:

- 1 nabo grande, cocido y machacado
- 2 rodajas de tocino, cocidas y finamente picadas
- 1/2 taza de queso Monterey Jack finamente rallado
- 1 huevo batido
- 1 taza de guacamole para cobertura

Indicaciones:

1. Precalentar la plancha de gofres.
2. Mezcle todos los ingredientes excepto el guacamole en un tazón mediano.
3. Abra el hierro y agregue la mitad de la mezcla. Cierre y cocine durante 4 minutos. Abra la tapa, voltee el chaffle y cocine aún más hasta que esté dorado y crujiente, 3 minutos.
4. Retire el chaffle en un plato y haga otro de la misma manera.
5. Corta cada paja en cuñas, cubre con el guacamole y sirve después.

Datos nutricionales por porción:

Calorías 311

Grasas 22.52g

Carbohidratos 8.29g

Carbohidratos netos 5.79g

Proteína 13.62g

Chaffles de calabacín parmesano

Tiempo de preparación: 10 minutos

Tiempo de cocción: 14 minutos

Porciones: 2

ingredientes:

- 1 taza de calabacín rabacín rallado
- 1 huevo batido
- 1/2 taza de queso parmesano finamente rallado
- Sal y pimienta negra recién molida al gusto

Indicaciones:

1. Precalentar la plancha de gofres.
2. Ponga todos los ingredientes en un tazón mediano y mezcle bien.
3. Abra el hierro y agregue la mitad de la mezcla. Cierre y cocine hasta que esté crujiente, 7 minutos.
4. Retire el chaffle en un plato y haga otro con la mezcla restante.
5. Corta cada paja en cuñas y sirve después.

Datos nutricionales por porción:

Calorías 138

Grasas 9.07g

Carbohidratos 3.81g

Carbohidratos netos 3.71g

Proteína 10.02g

Palitos churro de calabaza y canela

Tiempo de preparación: 10 minutos

Tiempo de cocción: 14 minutos

Porciones: 2

ingredientes:

- 3 cucharadas de harina de coco
- 1/4 de taza de puré de calabaza
- 1 huevo batido
- 1/2 taza de queso mozzarella finamente rallado
- 2 cucharadas de jarabe de arce sin azúcar + más para servir
- 1 cucharadita de polvo de hornear
- 1 cucharadita de extracto de vainilla
- 1/2 cucharadita de condimento de especias de calabaza
- 1/8 cucharadita de sal
- 1 cucharada de canela en polvo

Indicaciones:

1. Precalentar la plancha de gofres.
2. Mezcle todos los ingredientes en un tazón mediano hasta que estén bien combinados.

3. Abra el hierro y agregue la mitad de la mezcla. Cierre y cocine hasta que estén dorados y crujientes, 7 minutos.

4. Retire el chaffle en un plato y haga 1 más con la masa restante.

5. Corta cada paja en palos, rocía la parte superior con más jarabe de arce y sirve después.

Datos nutricionales por porción:

Calorías 219

Grasas 9.72g

Carbohidratos 8.64g

Carbohidratos netos 4.34g

Proteína 25.27g

Chaffle de caramelo de chocolate Keto

Tiempo de preparación: 10 minutos

Tiempo de cocción: 14 minutos

Porciones: 2

ingredientes:

- 1 huevo batido
- 1/4 de taza de queso Gruyere finamente rallado
- 2 cucharadas de cacao en polvo sin endulzar
- 1/4 cucharadita de polvo de hornear
- 1/4 cucharadita de extracto de vainilla
- 2 cucharadas de eritritol
- 1 cucharadita de harina de almendras
- 1 cucharadita de crema para batir pesada
- Una pizca de sal

Indicaciones:

1. Precalentar la plancha de gofres.
2. Agregue todos los ingredientes a un tazón mediano y mezcle bien.
3. Abra el hierro y agregue la mitad de la mezcla. Cierre y cocine hasta que estén dorados y crujientes, 7 minutos.
4. Retire el rozadura en un plato y haga otro con la masa restante.

5. Corta cada paja en cuñas y sirve después.

Datos nutricionales por porción:

Calorías 173

Grasas 13.08g

Carbohidratos 3.98g

Carbohidratos netos 2.28g

Proteína 12.27g

Mordeduras de gasa de queso azul

Tiempo de preparación: 10 minutos

Tiempo de cocción: 14 minutos

Porciones: 2

ingredientes:

- 1 huevo batido
- 1/2 taza de queso parmesano finamente rallado
- 1/4 de taza de queso azul desmenuzado
- 1 cucharadita de eritritol

Indicaciones:

1. Precalentar la plancha de gofres.
2. Mezcle todos los ingredientes en un tazón.
3. Abra el hierro y agregue la mitad de la mezcla. Cierre y cocine hasta que esté crujiente, 7 minutos.
4. Retire el chaffle en un plato y haga otro con la mezcla restante.
5. Corta cada paja en cuñas y sirve después.

Datos nutricionales por porción:

Calorías 196

Grasas 13.91g

Carbohidratos 4.03g

Carbohidratos netos 4.03g

Proteína 13.48g

intermedio

Chaffle de calabaza
con glaseado

Tiempo de preparación: 15 minutos

Porciones: 2

ingredientes:

- 1 huevo, ligeramente batido
- 1 cucharada de puré de calabaza sin azúcar
- 1/4 cucharadita de especia de pastel de calabaza
- 1/2 taza de queso mozzarella rallado

Para glaseado:

- 1/2 cucharadita de vainilla
- 2 cucharadas de swerve
- 2 cucharadas de queso crema, suavizado

Indicaciones:

1. Precalentar a tu fabricante de gofres.
2. Agregue el huevo en un tazón y bata bien.
3. Agregue el puré de calabaza, la especia del pastel de calabaza y el queso y revuelva bien.
4. Rocíe el fabricante de gofres con spray de cocina.

5. Vierta 1/2 de la masa en la vajilla caliente y cocine durante 3-4 minutos o hasta que se dore. Repita con la masa restante.

6. En un tazón pequeño, mezcle todos los ingredientes glaseado hasta que estén suaves.

7. Agregue el glaseado encima de los repos_calientes y sirva.

nutrición:

Calorías 98

Grasa 7 g

Carbohidratos 3,6 g

Azúcar 0,6 g

Proteína 5,6 g

Colesterol 97 mg

Desayuno Maní Mantequilla Chaffle

Tiempo de preparación: 15 minutos

Porciones: 2

ingredientes:

- 1 huevo, ligeramente batido
- 1/2 cucharadita de vainilla
- 1 cucharada de desviación
- 2 cucharadas de mantequilla de maní en polvo
- 1/2 taza de queso mozzarella rallado

Indicaciones:

1. Precalentar a tu fabricante de gofres.
2. Agregue todos los ingredientes en el tazón y mezcle hasta que estén bien combinados.
3. Rocíe el fabricante de gofres con spray de cocina.
4. Vierta la mitad de la masa en la vajilla caliente y cocine durante 5-7 minutos o hasta que se dore. Repita con la masa restante.
5. Sirva y disfrute.

nutrición:

Calorías 80

Grasa 4,1 g

Carbohidratos 2,9 g

Azúcar 0,6 g

Proteína 7,4 g

Colesterol 86 mg

Batido de proteína
de fresa

Tiempo de preparación: 5 minutos Tiempo de cocción: 5 minutos Servir: 1

ingredientes:

- 1/3 taza de fresas
- 1/3 taza de agua
- 1/2 taza de leche de almendras sin endulza
- 1/2 cucharada de proteína de vainilla en polvo
- 1 cucharada de mantequilla de almendras

Indicaciones:

Agregue todos los ingredientes a la licuadora y licúe hasta que estén suaves.

Sirva y disfrute.

Valor nutricional (cantidad por porción):

Calorías 189

Grasa 10,9 g

Carbohidratos 7,9 g

Azúcar 3,2 g

Proteína 17,7 g

Colesterol 1 mg

RECETAS DE CERDO, CARNE DE RES Y CORDERO

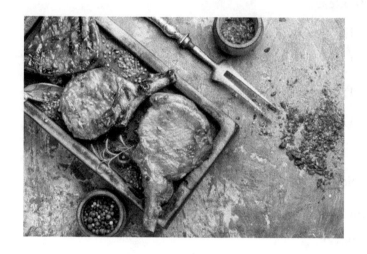

Chuletas de cerdo sabrosas

Tiempo de preparación: 10 minutos Tiempo de cocción: 8 horas

Saque: 4

ingredientes:

- 4 chuletas de cerdo, deshuesadas
- 1/2 cucharada de ajo en polvo
- 1 cucharada de pimentón
- 3 dientes de ajo picados
- 1 taza de caldo de verduras
- 1/4 de taza de aceite de oliva
- 1/2 cucharadita de albahaca seca
- 1/2 cucharadita de orégano seco
- 1 cucharada de condimento italiano
  - pimienta
  - sal

Indicaciones:

1. En un tazón, mezcle la albahaca, el orégano, el condimento italiano, el ajo en polvo, el pimentón, el ajo, el caldo y el aceite de oliva. Vierta en la olla de roca.

2. Sazona las chuletas de cerdo con pimienta y sal y

colócalos en la olla de roca.

3. Cubra y cocine a fuego lento durante 8 horas.

4. Sirva y disfrute.

Valor nutricional (cantidad por porción):

Calorías 390

Grasa 32 g

Carbohidratos 4 g

Azúcar 1 g

Proteína 20 g

Colesterol 70 mg

RECETAS DE MARISCOS Y PESCADOS

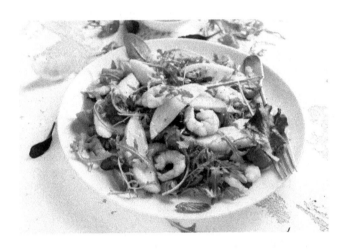

Ensalada de camarones de aguacate

Tiempo de preparación: 10 minutos Tiempo de cocción: 10 minutos

Saque: 6

ingredientes:

- 1 libra de camarón
- 3 rebanadas de tocino, cocidas y desmenuzadas
- 1/4 de taza de queso feta, desmenuzado
- 1 cucharada de jugo de limón
- 1/2 taza de tomates picados
- 2 aguacates picados
- 2 dientes de ajo picados
- 1 cucharada de aceite de oliva
- pimienta
- sal

Indicaciones:

1. Caliente el aceite en una sartén a fuego medio.
2. Agregue el ajo y saltee durante un minuto.
3. Agregue los camarones, la pimienta y la sal y cocine

durante 5-7 minutos. Retirar del fuego y dejar a un lado.

4. Mientras tanto, agregue los ingredientes restantes al tazón grande.

5. Agregue bien los camarones y la ábalos.

6. Cubra y coloque en la nevera durante 1 hora.

7. Sirva y disfrute.

Valor nutricional (cantidad por porción):

Calorías 268

Grasa 18 g

Carbohidratos 8.1 g

Azúcar 1,1 g

Proteína 19,6 g

Colesterol 165 mg

Scampi de camarón

Tiempo de preparación: 10 minutos Tiempo de
cocción: 10 minutos

Saque: 4

ingredientes:

- 1 libra de camarón
- 1/4 cucharadita de hojuelas de pimiento rojo
- 1 cucharada de jugo de limón fresco
- 1/4 de taza de mantequilla
- 1/2 taza de caldo de pollo
- 2 dientes de ajo picados
- 1 chalota cortada en rodajas

- 3 cucharadas de aceite de oliva
- 3 cucharadas de perejil picado
- pimienta
- sal

Indicaciones:

1. Caliente el aceite en una sartén a fuego medio.
2. Agregue el ajo y las chalotas y cocine durante 3 minutos.
3. Agregue el caldo, el jugo de limón y la mantequilla y cocine

durante 5 minutos.

4. Agregue hojuelas de pimiento rojo, perejil, pimienta y sal. Revuelve.

5. Agregue los camarones y cocine durante 3 minutos.

6. Sirva y disfrute.

Valor nutricional (cantidad por porción):

Calorías 336

Grasa 24 g

Carbohidratos 3 g

Azúcar 0,2 g

Proteína 26 g

Colesterol 269 mg

COMIDAS SIN CARNE

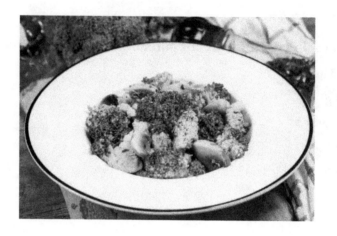

Revuelve brócoli frito con champiñones

Tiempo de preparación: 10 minutos Tiempo de cocción: 20 minutos Servir: 4

ingredientes:

- 2 tazas de brócoli, cortado en floretes
- 1 1/2 cucharadita de jengibre fresco rallado
- 1/4 cucharadita de hojuelas de pimiento rojo
- 2 tazas de champiñones en rodajas
- 2 dientes de ajo picados
- 1 cebolla pequeña picada
- 2 cucharadas de vinagre balsámico
- 1/2 cucharada de semillas de sésamo
- 2 cucharadas de salsa de soja, baja en sodio
- 1/4 de taza de anacardos
- 1 zanahoria mediana, rallada
- 3 cucharadas de agua

Indicaciones:

1. Caliente la sartén grande a fuego alto.

2. Agregue el brócoli, el agua, el jengibre, la pimienta roja, los champiñones, el ajo y la cebolla y cocine hasta que se ablanden suavemente.

3. Agregue las zanahorias, la salsa de soja, el vinagre y los anacardos. Revuelva bien y cocine a fuego lento durante 2 minutos.

4. Decorar con semillas de sésamo y servir

Valor nutricional (cantidad por porción):

Calorías 105

Grasa 5 g

Carbohidratos 12 g

Azúcar 3 g

Proteína 5 g

Colesterol 0 mg

Sabores Calabacín

Gratinado

Tiempo de preparación: 10 minutos Tiempo de cocción: 50 minutos Servir: 9

ingredientes:

- 4 tazas de calabacín en rodajas
- 2 cucharadas de mantequilla
- 1 1/2 taza de queso pepper jack, rallado
- 1 cebolla en rodajas
- 1/4 cucharadita de cebolla en polvo
- 1/2 taza de crema pesada
- 1/2 cucharadita de ajo en polvo
- pimienta
- sal

Indicaciones:

1. Precaliente el horno a 375 F.
2. Agregue 1/3 de cebolla en rodajas y calabacín en sartén y sazone con pimienta y sal.
3. Espolvorear 1/2 taza de queso encima de cebolla y calabacín.
4. En un plato para hornear, combine la crema pesada, la mantequilla, el ajo en polvo y la cebolla en polvo y el

microondas durante 1 minuto.

5. Vierta la mezcla de crema pesada sobre calabacín en rodajas y cebolla.

6. Hornee durante 45 minutos.

7. Sirva y disfrute.

Valor nutricional (cantidad por porción):

Calorías 85

Grasa 6 g

Carbohidratos 3 g

Azúcar 1 g

Proteína 1 g

Colesterol 15 mg

SOPAS, GUISOS Y ENSALADAS

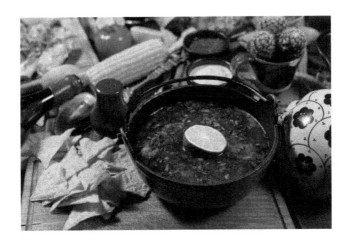

Sabrosa sopa de

tacos

Tiempo de preparación: 10 minutos Tiempo de
cocción: 4 horas

Servir: 8

ingredientes:

- 2 libras de carne molida
- 2 cucharadas de cilantro fresco, picado
- 4 tazas de caldo de pollo
- 2 cucharadas de condimento de tacos
- 20 oz Rotel
- Queso crema de 16 oz

Indicaciones:

1. Carne marrón hasta que esté completamente cocida.
2. Transfiera la carne cocida en una olla lenta.
3. Agregue los ingredientes restantes y revuelva bien.
4. Cubra y cocine a fuego lento durante 4 horas.
5. Revuelva bien y sirva.

Valor nutricional (cantidad por porción):

Calorías 547

Grasa 43 g

Carbohidratos 5 g

Azúcar 4 g

Proteína 33 g

Colesterol 42 mg

BRUNCH Y CENA

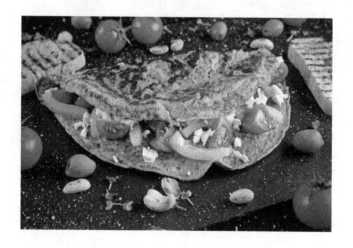

Feta Kale Frittata

Tiempo de preparación: 10 minutos Tiempo de cocción: 2 Horas 10 minutos

Servir: 8

ingredientes:

- 8 huevos batidos

- 4 oz de queso feta, desmenuzado

- Pimiento de 6 oz, asado y cortado en cubos

- 5 oz de col rizada bebé

- 1/4 de taza de cebolla verde en rodajas

- 2 cucharaditas de aceite de oliva

Indicaciones:

1. Caliente el aceite de oliva en una sartén a fuego medio-alto.

2. Agregue la col rizada a la sartén y saltee durante 4-5 minutos o hasta que se ablande.

3. Rocíe la olla lenta con spray de cocina.

4. Agregue la col rizada cocida en la olla lenta.

5. Agregue la cebolla verde y el pimiento en la olla lenta.

6. Vierta los huevos batidos en la olla lenta y revuelva bien para combinarlos.

7. Espolvorea queso feta desmenuzado.

8. Cocine a fuego lento durante 2 horas o hasta que se establezca frittata.
9. Sirva y disfrute.

Valor nutricional (cantidad por porción):

Calorías 150

Grasa 9 g

Carbohidratos 10 g

Azúcar 5 g

Proteína 10 g

Colesterol 175 mg

POSTRES Y BEBIDAS

Budín de frambuesa
de chía

Tiempo de preparación: 5 minutos Tiempo de
cocción: 5 minutos Servir: 2

ingredientes:

- 1/4 cucharadita de vainilla
- 3/4 de taza de leche de almendras sin endulza
- 1 cucharada de eritritol
- 2 cucharadas de péptidos de colágeno proteicos
- 1/4 de taza de semillas de chía
- 1/2 taza de frambuesas, machacadas

Indicaciones:

1. Agregue todos los ingredientes en el tazón y revuelva hasta que estén bien combinados.
2. Colóquelo en nevera durante la noche.
3. Sirva frío y disfrute.

Valor nutricional (cantidad por porción):

Calorías 102

Grasa 6 g

Carbohidratos 13 g

Azúcar 1,4 g

Proteína 4 g

Colesterol 0 mg

Budín de chía de chocolate

Tiempo de preparación: 5 minutos Tiempo de cocción: 5 minutos Servir: 3

ingredientes:

- 1/2 taza de semillas de chía
- 1/2 cucharadita de vainilla
- 1/3 taza de cacao en polvo sin endulzar
- 1 1/2 taza de leche de coco sin endulzar

Indicaciones:

1. Agregue todos los ingredientes en el tazón de mezcla y bata bien.
2. Coloque el tazón en el refrigerador durante la noche.
3. Sirva frío y disfrute.

Valor nutricional (cantidad por porción):

Calorías 138

Grasa 9,4 g

Carbohidratos 10.3 g

Azúcar 0,3 g

Proteína 6 g

Colesterol 0 mg

RECETAS DE DESAYUNO

Salchicha cursi de desayuno

Servicios: 1

Tiempo de preparación: 20 minutos

ingredientes

- 1 eslabón de salchicha de cerdo, abierto y con carcasa desechada
- Sal marina y pimienta negra, al gusto
- 1/4 cucharadita de tomillo
- 1/4 cucharadita de salvia
- 1/2 taza de queso mozzarella rallado

Indicaciones

1. Mezcle la carne de salchicha con tomillo, salvia, queso mozzarella, sal marina y negro

   pimienta.

2. Dé forma a la mezcla en una hamburguesa y transfiérala a una sartén caliente.

3. Cocine durante unos 5 minutos por lado y sirva.

Cantidad nutricional por porción

Calorías 91

Grasa total 7.1g 9% Grasa saturada 3g 15%

Colesterol 17mg 6%

Sodio 218mg 9% Carbohidratos totales 1.1g

Fibra dietética 0.2g 1% Azúcares totales 0.2g

APERITIVOS Y POSTRES

Espinacas cremosas de bajo contenido de carbohidratos cursi

Servicios: 8

Tiempo de preparación: 25 minutos

ingredientes

- 2 (10 oz) paquetes congelados de espinaca picada, descongelados
- 3 cucharadas de mantequilla
- 6 onzas de queso crema
- Cebolla en polvo, sal y pimienta negra
- 1/2 taza de queso parmesano rallado

Indicaciones

Mezcle 2 cucharadas de mantequilla con queso crema, queso parmesano, sal y pimienta negra en un tazón.

1. Caliente el resto de la mantequilla a fuego medio en una

sartén pequeña y agregue la cebolla en polvo.

2. Saltee durante aproximadamente 1 minuto y agregue espinacas.

3. Cubra y cocine a fuego lento durante unos 5 minutos.

4. Agregue la mezcla de queso y cocine durante unos 3 minutos.

5. Ensébalo en un tazón y sirve caliente.

Cantidad nutricional por porción

Calorías 141

Grasa total 12.8g 16% Grasa saturada 8g 40%

Colesterol 37mg 12%

Sodio 182mg 8%

Carbohidratos totales 3.5g 1% Fibra dietética 1.6g 6%

Azúcares totales 0.5g Proteína 4.8g

RECETAS DE CERDO Y CARNE DE RES

Gyros de cerdo griego

Servicios: 4

Tiempo de

preparación: 40

minutos

Ingredientes

- 4 dientes de ajo

- 3 cucharaditas de marjoram molido

- 1 libra de carne de cerdo, molida

- Sal y pimienta negra, al gusto

- 1/2 cebolla pequeña,

indicaciones picadas

1. Precaliente el horno a 4000F y engrase ligeramente una sartén.
2. Ponga cebollas, ajo, marjoram, sal y pimienta negra en un procesador de alimentos y procese hasta que estén bien

combinados.

3. Agregue la carne de cerdo molida y procese de nuevo.

4. Presione la mezcla de carne en la sartén hasta que esté compacta y muy apretada.

5. Cubra firmemente con papel de aluminio y haga algunos agujeros en la lámina.

6. Hornee en el horno durante unos 25 minutos y sirva caliente.

Cantidad nutricional por porción

Calorías 310

Grasa total 24.2g

31% Grasa

saturada 9g 45%

Colesterol 80mg 27%

Azúcares totales 0.4g Proteína 19.4g Sodio 66mg 3%

Carbohidratos totales 2.1g 1%

Fibra dietética 0.4g 2%

Chuletas de cerdo
de romero de ajo

Servicios: 4

Tiempo de preparación: 30 minutos Ingredientes

- 1 cucharada de romero, recién picado

- 2 dientes de ajo picados

- 4 chuletas de lomo de cerdo

- 1/2 taza de mantequilla, derretida

- Sal y pimienta negra, al gusto

1. Precaliente el horno a 3750F y sazone las chuletas de cerdo con sal y pimienta negra.
2. Mezcle 1/4 de taza de mantequilla, romero y ajo en un tazón pequeño.
3. Caliente el resto de la mantequilla en una sartén segura para horno y agregue chuletas de cerdo.
4. Sear durante unos 4 minutos por lado hasta que el dorado y el cepillo de cerdo pica generosamente con mantequilla de ajo.
5. Coloque la sartén en el horno y hornee durante unos 15 minutos hasta que esté cocida.
6. Despacha y sirve caliente.

Cantidad nutricional por porción

Calorías 465

Grasa total 43g

55%

Grasa saturada 22.1g

110% Colesterol 130mg

43%

Sodio 220mg 10%

Carbohidratos totales 1.1g

0% Fibra dietética 0.4g 1%

Azúcares

totales 0g

Proteína 18.4g

Quiché de carne

Servicios: 3

Tiempo de preparación: 30 minutos

ingredientes

- 1/4 de taza de carne alimentada con hierba, picada
- 2 rebanadas de tocino, cocidos y desmenuzados
- 1/4 de taza de queso cheddar de cabra, rallado
- 1/4 de taza de leche de coco
- 3 huevos de pastos grandes

Indicaciones

1. Precaliente el horno a 3650F y engrase 3 moldes de quiche.
2. Mezcle los huevos y la leche de coco en un tazón grande.
3. Ponga la carne de res en moldes de quiche y agregue la mezcla de huevo.
4. Cubra con el tocino desmenuzado y el queso cheddar.
5. Transfiera moldes de quiche al horno y hornee durante unos 20 minutos.
6. Retirar del horno y servir caliente.

Cantidad nutricional por porción

Calorías 293

Grasa total 21.4g 27% Grasa saturada 10.4g 52% Colesterol
232mg 77%

Sodio 436mg 19%

Carbohidratos totales 2.7g 1% Fibra dietética 0.4g 2%

Azúcares totales 1.1g Proteína 21.8g

Carne de chile

Servicios: 8

Tiempo de preparación: 50 minutos

ingredientes

- 3 costillas de apio, finamente cortadas en cubos
- 2 libras de carne de res alimentada con pasto, molida
- 2 cucharadas de chile en polvo
- 2 cucharadas de aceite de aguacate, dividido
- 2 tazas de caldo de carne de res alimentado con hierba

Indicaciones

1. Caliente el aceite de aguacate en una sartén a fuego medio y agregue la carne de res.
2. Saltee durante unos 3 minutos a cada lado y agregue el caldo y el chile en polvo.
3. Cubra la tapa y cocine durante unos 30 minutos a fuego medio-bajo.
4. Agregue el apio y el plato en un tazón para servir.

Cantidad nutricional por porción

Calorías 223

Grasa total 11.8g 15% Grasa saturada 4.7g 23%

Colesterol 75mg 25%

Sodio 198mg 9%

Carbohidratos totales 2.4g 1% Fibra dietética 1.2g 4%

Azúcares totales 0.5g Proteína 24.8g

Calabaza de arce de Cheddar

Servicios: 4

Tiempo de

preparación: 30

minutos

Ingredientes

- Calabaza de verano de 11/2 libras, pelada, cortada a la mitad, sin semillas y cortada en cubos de 11/2 pulgadas

- 1 taza de queso cheddar blanco envejecido, rallado gruesamente

- 1 cucharada de jarabe de arce sin azúcar

- 1 cucharada de salvia fresca, picada y triturada

- 2 rebanadas de tocino de cerdo, cocinado y

picado

1. Hierva la calabaza de verano durante unos 15 minutos y machaque con un machacador de patatas.
2. Agregue el queso cheddar, el salvia y el jarabe de arce y cubra con tocino de cerdo cocido para servir.

Cantidad nutricional por porción

Calorías 196

Grasa saturada 7.4g 37%

Grasa total 13.7g 18%

Colesterol 40mg 13%

Sodio 414mg 18%

Carbohidratos totales 7.1g

3% Fibra dietética 2.1g

7%

Azúcares

totales 3.1g

Proteína

12.7g

RECETAS DE MARISCOS

Pan de salmón sin granos

Servicios: 6

Tiempo de preparación: 35 minutos

ingredientes

- 1/2 taza de aceite de oliva
- 1/4 cucharadita de bicarbonato de sodio
- 1/2 taza de leche de coco
- 2 libras de salmón, al vapor y rallado
- 2 huevos pastados

Indicaciones

1. Precaliente el horno a 3750F y engrase un molde para hornear con aceite de oliva.

2. Mezcle la leche de coco, los huevos, el bicarbonato de sodio y el salmón en un tazón.

3. Vierta la masa de pan de salmón en el molde para hornear y transfiéralo al horno.

4. Hornee durante unos 20 minutos y retírelo del horno para servir caliente.

Cantidad nutricional por porción

Calorías 413

Grasa total 32.4g 42% Grasa saturada 8.5g 42%

Colesterol 138mg 46%

Sodio 143mg 6%

Carbohidratos totales 1.5g 1% Fibra Dietética 0.4g 2%

Azúcares totales 0.7g Proteína 31.8g

Rodajas de Mahi Mahi con mantequilla

Servicios: 3

Tiempo de preparación: 30 minutos

ingredientes

- 1/2 taza de mantequilla
- 1 libra mahi mahi, al vapor y rallado
- 1/2 cebolla picada
- Sal y pimienta negra, al gusto
- 1 hongo picado

Indicaciones

1. Precaliente el horno a 3750F y engrase un plato para hornear.
2. Mezcle la mantequilla, la cebolla, los champiñones, la sal y la pimienta negra en un tazón.
3. Haz rebanadas de la masa y colócalos en el molde para hornear.
4. Transfiéralo al horno y hornea durante unos 20 minutos.
5. Retirar del horno y servir con una salsa.

Cantidad nutricional por porción

Calorías 445

Grasa total 32.1g 41% Grasa saturada 19.8g 99%

Colesterol 224mg 75%

Sodio 390mg 17%

Carbohidratos totales 2g 1% Fibra dietética 0.5g

2% Azúcares totales 0.9g

Proteína 36.6g

Mini pimientos

horneados

Servicios: 4

Tiempo de preparación: 30 minutos

ingredientes

- 1 oz de chorizo, aire seco y en rodajas finas

- 8 oz. mini pimientos, cortados en rodajas largas

- 8 oz. de queso crema

- 1 taza de queso cheddar rallado

- 1 cucharada de pasta de chipotle suave

Indicaciones

1. Precaliente el horno a 4000F y engrase un plato grande para hornear.

2. Mezcle el queso crema, la pasta de chipotle, los pimientos y el chorizo en un bol pequeño.

3. Revuelva la mezcla hasta que quede suave y transfiérala a la bandeja para hornear.

4. Cubra con queso cheddar y colóquelo en el horno.

5. Hornee durante unos 20 minutos hasta que el queso esté dorado y ensañe en un plato.

Cantidad nutricional por porción

Calorías 364

Grasa total 31.9g 41% Grasa saturada 19.4g 97%

Colesterol 98mg 33%

Sodio 491mg 21%

Carbohidratos totales 6g 2% Fibra dietética 0.7g

2% Azúcares totales 2.9g

Proteína 13.8g

RECETAS DE POLLO Y AVES DE CORRAL

Cazuela de pollo Keto Pesto

Servicios: 3

Tiempo de preparación: 45 minutos

ingredientes

- 11/2 libras muslos de pollo deshuesados, cortado en trozos del tamaño de una mordedura
- Sal y pimienta negra, al gusto
- 2 cucharadas de mantequilla
- Pesto verde de 3 onzas
- 5 oz. de queso feta, cortado en cubos

Indicaciones

1. Precaliente el horno a 400 F y engrase un molde para hornear.
2. Sazona el pollo con sal y pimienta negra.
3. Caliente la mantequilla en una sartén a fuego medio y cocine el pollo durante unos 5 minutos a cada lado.
4. Despacha en el plato de hornear engrasado y añade queso feta y pesto.
5. Transfiera el plato para hornear al horno y hornee durante unos 30 minutos.

6. Retirar del horno y servir caliente.

Cantidad nutricional por porción

Calorías 438

Grasa total 30.4g 39% Grasa saturada 11g 55%

Colesterol 190mg 63%

Sodio 587mg 26%

Carbohidratos totales 1.7g 1% Fibra dietética 0g 0%

Azúcares totales 1.5g Proteína 39.3g

RECETAS DE DESAYUNO

Bayas frescas con crema

Tiempo total: 10 minutos Sirve: 1

ingredientes:

- 1/2 taza de crema de coco

- Fresas de 1 oz

- 1 oz de frambuesas

- 1/4 cucharadita de extracto de vainilla

Indicaciones:

1. Agregue todos los ingredientes a la licuadora y licúe hasta que estén suaves.

2. Vierta en un tazón para servir y cubra con bayas frescas.

3. Sirva y disfrute.

Valor nutricional (Cantidad por porción): Calorías 303; Grasa 28,9 g; Carbohidratos 12 g; Azúcar 6,8 g; Proteína 3,3 g; Colesterol 0 mg;

Gofres de chia

flaxseed

Tiempo total: 25 minutos Sirve: 8

ingredientes:

- 2 tazas de semillas de lino dorada molidas
- 2 cucharaditas de canela
- 10 cucharaditas de semilla de chía molida
- 15 cucharadas de agua tibia
- 1/3 taza de aceite de coco, derretido
- 1/2 taza de agua
- 1 cucharada de polvo de hornear
- 1 cucharadita de sal marina

Indicaciones:

1. Precalentar la plancha de gofres.
2. En un tazón pequeño, mezcle la semilla de chía molida y el agua tibia.
3. En un tazón grande, mezcle la semilla de lino molido, la sal marina y el polvo de hornear. Reserva.
4. Agregue el aceite de coco derretido, la mezcla de semillas de chía y el agua en la licuadora y mezcle durante 30 segundos.
5. Transfiera la mezcla de aceite de coco a la mezcla de semillas de lino y mezcle bien. Agregue la canela y revuelva bien.
6. Recoge la mezcla de gofres en la plancha de gofre caliente y cocina a cada lado durante 3-5 minutos.

7. Sirva y disfrute.

Valor nutricional (cantidad por porción):

Calorías 240; Grasa 20,6 g; carbohidratos

12.9 g; Azúcar 0 g; Proteína 7 g; Colesterol 0 mg;

Sopa cremosa de

calabaza

Tiempo total: 35 minutos Sirve: 8

ingredientes:

- 3 tazas de calabaza con mantequilla picada

- 1 1/2 taza de leche de coco sin endulzar

- 1 cucharada de aceite de coco

- 1 cucharadita de hojuelas de cebolla seca

- 1 cucharada de curry en polvo

- 4 tazas de agua

- 1 diente de ajo

- 1 cucharadita de sal kosher

Indicaciones:

1. Agregue la calabaza, el aceite de coco, las hojuelas de cebolla, el curry en polvo, el agua, el ajo y la sal en una cacerola grande. Hierva a fuego alto.

2. Gire el fuego a medio y cocine a fuego lento durante 20 minutos.

3. Puré la sopa usando una licuadora hasta que quede suave. Vuelva a tomar sopa en la cacerola y agregue la

leche de coco y cocine durante 2 minutos.

4. Revuelva bien y sirva caliente.

**Valor nutricional (Cantidad por porción): Calorías 146;
Grasa 12,6 g; Carbohidratos 9.4
g; Azúcar 2,8 g; Proteína 1,7 g; Colesterol 0 mg;**

Espinacas con leche de coco

Tiempo total: 25 minutos Sirve: 6

ingredientes:

- Espinacas de 16 oz
- 2 cucharaditas de curry en polvo
- 13.5 oz de leche de coco
- 1 cucharadita de ralladura de limón
- 1/2 cucharadita de sal

Indicaciones:

1. Agregue las espinacas en la sartén y caliente a fuego medio. Una vez que esté caliente, agregue la pasta de curry y algunas cucharadas de leche de coco. Revuelve bien.

2. Agregue la leche de coco restante, la ralladura de limón y la sal y cocine hasta que espese.

3. Sirva y disfrute.

Valor nutricional (Cantidad por porción): Calorías 167; Grasa 15,6 g; Carbohidratos 6.7 g; Azúcar 2,5 g; Proteína 3,7 g; Colesterol 0 mg;

Espárragos de setas

Tiempo total: 10 minutos Sirve: 4

ingredientes:

- Espárragos de 1 libra, recortados y cortados en trozos
- 1/4 de taza de agua
- 12 champiñones en rodajas
- 3 cucharadas de aceite de oliva
- pimienta
- sal

Indicaciones:

1. Caliente el aceite en una sartén grande a fuego medio.
2. Agregue el champiñones y la sal y saltee durante 1 minuto o hasta que el hongo esté dorado.
3. Retire los champiñones para plato y agregue la temporada de espárragos con pimienta y sal.
4. Cocine los espárragos durante 2 minutos o hasta que se ablanden.
5. Retirar del fuego y mezclar con setas.
6. Sirva y disfrute.

Valor nutricional (Cantidad por porción): Calorías 124; Grasa 10,8 g; Carbohidratos 6.2 g; Azúcar 3,1 g; Proteína 4.2 g; Colesterol 0 mg;

RECETAS
PARA LA
CENA

Salteado de ternera y

brócoli

Esta comida de salteado es muy fácil de juntar incluso en una noche de semana y sabe oh tan delicioso.

Tiempo total de preparación y cocción: 20 minutos más 1 hora para marinar

Nivel: Principiante

Hace: 4 ayudas

Proteína: 24 gramos Carbohidratos netos:

6 gramos De grasa: 26 gramos

Azúcar: 1 gramo

Calorías: 192

Lo que necesita:

Para el plato principal:

- 1/4 de taza de aceite de coco

- 16 oz. de filete de hierro plano

- 1 cucharadita de aceite de sésamo tostado

- 8 oz. de brócoli, floretes

- 1 cucharadita de salsa de pescado

Para el adobo:

- 1/8 taza de salsa de tamari, sin gluten
- 2 dientes de ajo picados
- 1 cucharadita de jengibre rallado

Pasos:

1. Corta el filete en trozos de cuarto de pulgada cortando contra el grano.

2. En una bolsa ziplock, combine la carne de res, la salsa de tamari, el ajo picado y el jengibre rallado. Refrigere durante una hora para marinar.

3. Hierva el brócoli en una cacerola durante aproximadamente 2 minutos y escurra la mayor cantidad de agua posible.

4. Mientras tanto, en una sartén grande o wok, derretir el aceite de coco.

5. Retire la carne de res del adobo y reserve la salsa para más tarde.

6. Cuando la sartén esté muy caliente,dore la carne de res durante aproximadamente 2 minutos y retire la carne a un plato.

7. Freír el brócoli en el wok durante unos 3 minutos y vaciar el líquido del adobo en la sartén. Deje calentar durante 2 minutos adicionales.

8. Transfiera la carne al wok durante

aproximadamente 90 segundos, revolviendo ocasionalmente.

9. Rocía el aceite de sésamo tostado y la salsa de pescado sobre el contenido de la sartén y sirve.

Consejo para hornear:

1. Es posible que desee ir directamente a cocinar sin marinar la carne, pero esto le quitará el increíble sabor que esa hora puede dar.

Consejos de variación:

También se puede utilizar solomillo o bistec de flanco en lugar del filete de hierro plano.

RECETAS DE POSTRES

Caramelo de mantequilla de almendras simple

Tiempo total: 15 minutos Sirve: 8

ingredientes:

- 1/2 taza de mantequilla de almendras
- 15 gotas de stevia líquida
- 2 1/2 cucharada de aceite de coco

Indicaciones:

1. Combine la mantequilla de almendras y el aceite de coco en una cacerola. Caliente suavemente hasta que se derrita.

2. Agregue la stevia y revuelva bien.

3. Vierta la mezcla en el recipiente de caramelo y colóquelo en el refrigerador hasta que esté listo.

4. Sirva y disfrute.

Valor nutricional (Cantidad por porción): Calorías 43; Grasa 4,8 g; Carbohidratos 0,2 g;

Proteína 0,2 g; Azúcares 0 g; Colesterol 0 mg;

RECETAS DE DESAYUNO

Bomba de grasa de tocino y huevo

Bombas de grasa de desayuno empacadas saludables que están garantizadas para satisfacerte en todo el

Mañana.

Tiempo total de preparación y cocción: 50 minutos Nivel:

Principiante

Hace: 3 bombas de grasa proteína: 2 gramos

Carbohidratos netos: 0,1 gramos de grasa:

13 gramos

Azúcar: 0 gramos

Calorías: 127

Lo que necesita:

- 1 huevo grande

- 12 tazas de agua fría, separadas

- 1/4 cucharadita de sal

- 3 cucharaditas de mayonesa, sin azúcar

- 1/8 de taza de mantequilla

- 2 rebanadas de tocino

- 1/8 cucharadita de pimienta

Pasos:

1. Llene una olla con 6 tazas de agua fría y los huevos.

2. Ajuste el temporizador durante 7 minutos una vez que el agua comience a hervir.

3. Cuando haya pasado el tiempo, escurrir el agua y verter las 6 tazas restantes de agua fría en los huevos para detener el proceso de calentamiento.

4. Una vez enfriados, pelar los huevos y colocar en un plato con la mantequilla, pimienta, mayonesa y sal, batiendo hasta que se combinen.

5. Refrigere durante aproximadamente media hora.

6. Calienta el tocino en una sartén hasta que esté crujiente y marrón. Colóquelo en un plato con toallas de papel.

7. Desmenuza el tocino una vez enfriado en un plato pequeño y retira los huevos de la nevera.

8. Saca pequeñas bolas y cúbrelo completamente en los trozos de tocino, y sirve inmediatamente.

RECETAS DE ALMUERZO

Ensalada de huevo

Prepara esta ensalada de huevos en poco tiempo y disfruta del fantástico impulso de energía de esta bomba de grasa.

Tiempo total de preparación y cocción: 15 minutos Nivel: Principiante

Hace: 2 ayudas

Proteína: 6 gramos Carbohidratos netos:

1 gramo de grasa: 28 gramos

Azúcar: 1 gramo

Calorías: 260

Lo que necesita:

- 3 cucharadas de mayonesa, sin azúcar
- 1/4 de taza de apio picado
- 2 huevos grandes, duros y yemas separadas.
- 1/2 cucharadita de mostaza
- 3 cucharadas de pimiento rojo picado
- 1/4 cucharadita de sal
- 3 cucharadas de brócoli, arrocado
- 1/4 cucharadita de pimienta
- 2 cucharadas de champiñones picados
- 1/4 cucharadita de pimentón

- 4 tazas de agua fría

Pasos:

1. Llene una cacerola con los huevos y 2 tazas de agua fría.

2. Cuando el agua comience a hervir, ajuste un temporizador durante 7 minutos.

3. Después de que haya pasado el tiempo, escurrir el agua y vaciar las 2 tazas restantes de agua fría sobre los huevos.

4. Una vez que se puedan manipular, pelar los huevos y eliminar las yemas. Pica las claras de huevo y déjalos a un lado.

5. En un plato grande, mezcle la mayonesa, la mostaza, la sal y las yemas de huevo.

6. Combine el apio picado, el pimiento, el brócoli y el hongo.

7. Por último, integre las claras de huevo, pimienta y pimentón hasta que se combinen completamente.

RECETAS DE
APERITIVOS

Ensalada Coleslaw

Esta es una receta de ensalada simple que será un aperitivo fácil y rápido cuando más lo necesites.

Tiempo total de preparación y cocción: 10 minutos Nivel: Principiante

Hace: 4 ayudas

Proteína: 1 gramo

Carbohidratos netos: 1,5 gramos de grasa:

15 gramos

Azúcar: 0 gramos

Calorías: 134

Lo que necesita:

- 1 cucharadita de mostaza

- 14 oz. de mezcla de ensalada de col

- 1 cucharadita de sal de ajo

- Mayonesa de 8 oz, sin azúcar

- 1 cucharadita de pimienta negra

- 2 cucharadas de crema pesada

- 1 cucharadita de cebollinos

Pasos:

1. Pulse la ensalada de col preparada en una licuadora de alimentos durante aproximadamente medio minuto

para romper las piezas grandes.

2. Transfiera la ensalada de col picada a un plato para servir.

3. Combine la mostaza, la crema pesada, la pimienta, los cebollinos, la mayonesa y la sal de ajo hasta que estén cremosas.

4. Vierta el aderezo en el plato de servir y mezcle la ensalada de col hasta que se mezcle por completo.

5. Sirva inmediatamente.

Consejos de variación:

1. Si prefieres ensalada de col dulce, mezcla 1 cucharada de Swerve para el aderezo o pica un tomate y agrega al tazón de porción con la mezcla de ensalada de col.

RECETAS PARA LA CENA

Kebab de pollo

Cuando sumerjas los dientes en este sabroso shawarma, no te faltará el pan que solía venir con él.

Tiempo total de preparación y cocción: 45 minutos más 2 horas para marinar

Nivel: Principiante Hace: 4 Ayudas

Proteína: 35 gramos Carbohidratos netos: 1

gramo De grasa: 16 gramos

Azúcar: 0 gramos

Calorías: 274

Lo que necesita:

Para el pollo:

- 21 oz. pechuga de pollo deshuesado o muslos
- 2/3 cucharaditas de cilantro molido
- 6 cucharaditas de aceite de oliva
- 2/3 cucharadita de comino molido
- 1/3 cucharadita de pimienta de Cayena molida
- 2/3 cucharaditas de cardamomo molido
- 1/3 cucharadita de ajo en polvo
- 2/3 cucharadita de cúrcuma molida
- 1/3 cucharadita de cebolla en polvo

- 2 cucharaditas de polvo de pimentón
- 1 cucharadita de sal
- 4 cucharaditas de jugo de limón
- 1/8 cucharadita de pimienta

Para la salsa tahini:

- 4 cucharaditas de aceite de oliva
- 2 cucharadas de agua
- 1/3 cucharadita de sal
- 4 cucharaditas de pasta tahini
- 2 cucharaditas de jugo de limón
- 1 diente de ajo picado

Pasos:

1. Con un rascador de goma, mezcle el cilantro, el aceite de oliva, el comino, la pimienta de Cayena, el cardamomo, el ajo en polvo, la cúrcuma, la cebolla en polvo, el pimentón en polvo, la sal, el jugo de limón y la pimienta en una tina grande con tapa.

2. Coloque el pollo dentro y organice, para que estén completamente cubiertos por el líquido.

3. Marinar durante al menos 2 horas, si no durante la noche.

4. Precalentar la parrilla para calentar a 500° Fahrenheit.

5. Quita el pollo del adobo y asa sobre las llamas durante

aproximadamente 4 minutos antes de voltear hacia el otro lado.

6. Asar hasta que se dore en ambos lados y utilizar un termómetro de carne para asegurarse de que es un uniforme 160 ° Fahrenheit.

7. Lleve el pollo a un plato y enfríe durante unos 10 minutos.

8. En un plato pequeño, mezcle el aceite de oliva, el agua, la sal, la pasta tahini, el limón y el ajo picado hasta una consistencia suave.

9. Cortar el pollo y servir con la salsa y disfrutar!

Consejos para hornear:

1. Si no tiene una parrilla, puede freír esta comida en la estufa. Una vez marinado el pollo, disolver una cucharada de mantequilla o aceite de coco en una sartén antiadherente. Freír el pollo a cada lado durante aproximadamente 4 minutos.

2. Hornear el pollo es otra opción. Ajuste la temperatura de la estufa a 400° Fahrenheit y asar durante aproximadamente 20 minutos.

Consejo de variación:

1. Si te gusta una patada a tu pollo, puedes añadir más pimienta de Cayena a tu gusto preferido.

RECETAS INUSUALES DE COMIDAS

Chuletas de cordero mediterráneas

Pruebe el Mediterráneo con este

mezcla única de especias que realmente harán que su boca agua.

Tiempo total de preparación y cocción: 20 minutos

Nivel: Principiante

Hace: 4 ayudas (2 chuletas por porción) Proteína: 29 gramos

Carbohidratos netos: 1 gramo de grasa:

8 gramos

Azúcar: 1 gramo

Calorías: 164

Lo que necesita:

- 2 cucharaditas de jugo de limón
- 1/4 cucharadita de pimienta
- 14 oz. chuletas de lomo de cordero, recortadas y hueso en
- 1/2 cucharadita de aceite de oliva virgen extra

- 2/3 cucharadita de sal

- 1 1/2 diente de ajo, triturado

- 2 cucharaditas de Za'atar

Pasos:

1. Caliente la parrilla a una temperatura de 350° Fahrenheit.

2. Prepara las chuletas de cordero cepillando con ajo y aceite.

3. Espolvorea el jugo de limón por cada lado y desempolva con la sal, El Za'atar y la pimienta.

4. Asar a cada lado durante aproximadamente 4 minutos hasta que su crujiente deseada.

Consejo para hornear:

Alternativamente, puede asarse en la estufa durante unos 5 minutos a cada lado.

Si el condimento de Za'atar no está disponible, puedes hacer el tuyo.

Necesita los siguientes ingredientes:

- 1/3 cucharada de condimento de orégano

- 1/8 cucharadita de sal marina

- 1/3 cucharada de marjoram

- 1/8 cucharada de semillas de sésamo asadas

- 1/3 cucharada de tomillo

- 3 cucharadas de sumac

Colas de langosta

Usted no tiene que ir a un restaurante de lujo para tener una comida sabrosa en casa.

Tiempo total de preparación y cocción: 25 minutos

Nivel: Principiante

Hace: 4 ayudas

Proteína: 21 gramos Carbohidratos netos:

5 gramos De grasa: 14 gramos

Azúcar: 1 gramo

Calorías: 222

Lo que necesita:

- 4 colas de langosta

- 2 cucharadas de jugo de limón

- 1 cucharadita de condimento italiano

- 5 dientes de ajo picados

- 4 cucharadas de mantequilla, derretida

Pasos:

1. Ajuste la estufa a calentar a una temperatura de 350°

Fahrenheit. Con forro para hornear, cubra una sábana plana y reserve.

2. En un plato de vidrio, combine la mantequilla derretida, el condimento italiano y el ajo hasta que estén integrados.

3. Retire la piel transparente de la cola con tijeras afiladas.

4. Use un cepillo de pastelería para aplicar la mezcla de mantequilla a la carne de las colas.

5. Muévase a la sábana preparada y caliente en la estufa durante aproximadamente 15 minutos. Si tiene colas más grandes, requerirán 5-10 minutos adicionales para cocinar completamente.

6. Retire y disfrute del calor.

RECETAS DE POSTRES KETO

Barras de limón de coco

Servicios: 24

Tiempo de preparación: 10 minutos Tiempo de cocción: 42 minutos

ingredientes:

- 4 huevos
- 1 cucharada de harina de coco
- 3/4 de taza de swerve
- 1/2 cucharadita de polvo de hornear
- 1/3 taza de jugo de limón fresco
- Para la corteza:
- 1/4 de taza de swerve
- 2 1/4 de taza de harina de almendras
- 1/2 taza de aceite de coco, derretido

Indicaciones:

1. Precalentar el horno a 350 F/ 180 C.
2. Rocíe un molde para hornear con spray de cocina y reserve.
3. En un tazón pequeño, mezcle 1/4 de taza de harina de senaja y almendra.

4. Agregue el aceite de coco derretido y mezcle hasta que se forme en una masa.

5. Transfiera la masa a la sartén preparada y esparce uniformemente.

6. Hornee durante 15 minutos.

7. Para el relleno: Agregue los huevos, la harina de coco, el polvo de hornear, el jugo de limón y desvíe hacia la licuadora y licúe durante 10 segundos.

8. Vierta la mezcla mezclada encima de la corteza al horno y extienda bien.

9. Hornee durante 25 minutos.

10. Retirar del horno y dejar a un lado para enfriar completamente.

11. Cortar y servir.

Por porción: Carbohidratos netos: 1.5g; Calorías: 113; Grasa total: 10.6g; Grasa saturada: 4.6g

Proteína: 3.3g; Carbohidratos: 2.8g; Fibra: 1.3g; Azúcar: 0.5g; Grasa 84% / Proteína 11% / Carbohidratos 5%

Pastel de almendras de canela

Servicios: 6

Tiempo de preparación: 10 minutos Tiempo de cocción: 20 minutos

ingredientes:

- 4 huevos
- 1 cucharadita de ralladura naranja
- 2/3 taza de arándanos secos
- 1 1/2 taza de harina de almendras
- 1 cucharadita de extracto de vainilla
- 2 cucharaditas de especias mixtas
- 2 cucharaditas de canela
- 1/4 de taza de eritritol
- 1 taza de mantequilla, ablandada

Indicaciones:

1. Precalentar el horno a 350 F/ 180 C.
2. En un tazón, agregue el edulcorante y la mantequilla derretida y bata hasta que esté esponjosa.

104

3. Agregue la canela, la vainilla y las especias mixtas y revuelva bien.

4. Agregue el huevo uno por uno y revuelva hasta que esté bien combinado.

5. Agregue la harina de almendras, la ralladura de naranja y los arándanos y mezcle hasta que estén bien combinados.

6. Vierta la masa en una sartén engrasada y hornee en un horno precalentado durante 20 minutos.

7. Cortar y servir.

Por porción: Carbohidratos netos: 4.3g; Calorías: 484; Grasa total: 47.6g; Grasa saturada: 21.3g

Proteína: 10g; Carbohidratos: 8.2g; Fibra: 3.9g; Azúcar: 1.8g; Grasa 88% / Proteína 8% / Carbohidratos 4%

COOKIES: PRINCIPIANTE

Galletas de chocolate simples

Servicios: 20

Tiempo de preparación: 5 minutos / Tiempo de cocción: 10 minutos

ingredientes:

- 3 cucharadas de chía molida
- 1 taza de harina de almendras
- 2 cucharadas de proteína de chocolate en polvo
- 1 taza de mantequilla de semillas de girasol

Indicaciones:

1. Precalentar el horno a 350 F / 180 C.
2. Rocíe una bandeja para hornear con spray de cocción y reserve.
3. En un tazón grande, agregue todos los ingredientes y mezcle hasta que se combinen.
4. Hacer bolas pequeñas de la mezcla y colocar en una bandeja para hornear preparada.

5. Presione ligeramente en forma de cookie.

6. Hornee durante 10 minutos.

7. Deje enfriar completamente y luego sirva.

Por porción: Carbohidratos netos: 4.2g; Calorías: 111; Grasa total: 9.3g; Grasa saturada: 0.9g

Proteína: 4g; Carbohidratos: 5.2g; Fibra: 1g; Azúcar: 0.2g; Grasa 73% / Proteína 13% / Carbohidratos 14%

CARAMELO: PRINCIPIANTE

Intermedio:

Caramelo de

queso de bayas

Servicios: 12

Tiempo de preparación: 5 minutos Tiempo de cocción: 5 minutos

ingredientes:

- 1 taza de bayas frescas, lavar
- 1/2 taza de aceite de coco
- 1 1/2 taza de queso crema, suavizado
- 1 cucharada de vainilla
- 2 cucharadas de desviación

Indicaciones:

1. Agregue todos los ingredientes a la licuadora y licúe hasta que estén suaves y combinados.
2. Vierta la mezcla en pequeños moldes de caramelo y refrigere hasta que se ajuste.
3. Sirva y disfrute.

Por porción: Carbohidratos netos: 2.3g; Calorías: 190; Grasa total:

19.2g; Grasa saturada: 14.2g

Proteína: 2.3g; Carbohidratos: 2.7g; Fibra: 0.4g; Azúcar: 1g; Grasa 90% / Proteína 5% / Carbohidratos 5%

POSTRE CONGELADO: PRINCIPIANTE

Yogur de fresa

Servicios: 8

Tiempo de preparación: 5 minutos Tiempo de cocción: 5 minutos

ingredientes:

- 4 tazas de fresas congeladas
- 1/2 taza de yogur natural
- 1 cucharadita de stevia líquida
- 1 cucharada de jugo de limón fresco

Indicaciones:

1. Agregue todos los ingredientes a la licuadora y mezcle hasta que el yogur esté suave y cremoso.
2. Sirva inmediatamente y disfrute.

Por porción: Carbohidratos netos: 6.1g; Calorías: 36; Grasa total: 0.9g; Grasa saturada: 0.2g

Proteína: 1g; Carbohidratos: 7.6g; Fibra: 1.5g; Azúcar: 5.6g; Grasa 22% / Proteína 11% / Carbohidratos 67%

RECETAS DE DESAYUNO

Relleno de papa y pan holandés de Pensilvania

Tiempo de preparación: 2 horas Porciones:8

Valores nutricionales:

Grasa: 37 g.

Proteína: 5 g.

Carbohidratos: 5 g.

ingredientes

- 6 papas enormes cortadas en trozos
- 2 cebollas medianas, cortadas
- 6 tallos de apio, poco cortado
- Suficiente aceite vegetal para saltear
- 8-10 trozos de pan viejo, descompuestos en trozos reducidos
- 1/4 a 1/2 taza de leche
- 4 huevos crudos batidos
- Sal y pimienta
- Sal y pimienta
- 4-5 cucharadas de nuevo perejil, cortado bien

- 1-2 cucharadas de sabor a aves de corral
- Stock de los giblets y el cuello
- Stock de los giblets y el cuello
- 1/2 palo de esparcido, cortado en trozos

dirección

1. Humedezca el pan con leche. Aplasta las papas en un enorme tazón. (Yo uso un poco de sartén de cocina, y después de eso me aso me aso en el relleno directamente en ella.) Añadir todas las demás fijaciones incluyendo todos los sabores y aceite de saltear. Al incluir los huevos, incluya un poco de la mezcla caliente a los huevos primero y batir bien, con el fin de no revueltos cuando entran en toda la mezcla.

2. Licúe completamente. En la posibilidad de que necesite más humedad, incluya el stock, un poco en un momento dado. Pruebe para asegurar que se incluyan suficientes sabores. Incluya progresivamente sal y pimienta y saborizante de aves de corral, si es necesario.

3. Caliente a 350 grados en un plato de goulash lubricante o recipiente de asado hasta que esté extremadamente caliente y sellado, normalmente 60 minutos. Moja la parte superior con toques de esparcido antes de poner en pollo de engorde. Me doy cuenta de que algunas personas cortan los giblets y se suman al relleno, sin embargo, nolohago.

Rollos suaves para la cena

Tiempo de cocción: 20 min

Porciones: 12 (2 rollos por porción)

Datos nutricionales: 157 calorías por porción: Carbohidratos 4.5g, grasas 13.2g, y 6.6g proteínas.

ingredientes:

- 10 oz de harina de almendras
- 1/4 de taza de polvo para hornear
- 1 taza de queso crema
- 3 tazas de mozzarella, destrozada
- 4 huevos
- 1 cucharada de mantequilla

Pasos:

1. Calentar el horno a 190°C
2. Microondas mozzarella+queso crema por un minuto.
3. Mezclar todos los ingredientes secos: harina de almendras + polvo de hornear +huevos
4. Agregue quesos a ingredientes secos, mezcle

bien y dejar a un lado durante 15 min.

5. Forma 12 rollos y déjalos enfriar en el congelador durante 7-10 min.

6. Derretir la mantequilla en la sartén de hierro.

7. Poner los rollos uno al lado del otro y hornear durante 20 minutos en la sartén.

8. disfrutar

Notas:

Tanta cantidad de polvo de hornear ayudará a que la masa se levante bien y no sea plana.

Pan de keto de
almendras

Valores nutricionales:

Calorías: 302, Grasa total: 28,6 g, Grasa saturada: 3 g, Carbohidratos: 7,3 g, Azúcares: 1,2 g, Proteína: 8,5 g Sirve: 10 rebanadas

ingredientes:

- 3 tazas de harina de almendras
- 1 cucharadita de bicarbonato de sodio
- 2 cucharaditas de polvo de hornear
- 1/4 cucharadita de sal
- 1/4 de taza de leche de almendras
- 1/2 taza + 2 cucharadas de aceite de oliva
- 3 Huevos

Indicaciones:

1. Precaliente el horno a 300F / 149C. Engrase una sartén(por ejemplo, 9x5) y reserve.

2. Combine todos los ingredientes y transfiera la masa a la sartén preparada.

3. Hornee en el horno precalentado durante una hora.

4. Una vez horneado, retirar del horno, dejar enfriar, cortar y comer.

RECETAS DE APERITIVO

Focaccia

Porciones: 2-4

Tiempo de cocción: 35 minutos

Nutrientes por porción:

Calorías: 78 | Grasas: 10 g | Carbohidratos: 5 g | Proteínas: 8 g

ingredientes:

- 1 paquete de masa de pan para hornear
- 1 1/3 taza de agua
- 2 cucharadas de aceite de oliva
- 1/4 de taza de aceitunas
- 1/2 cucharadita de sal marina
- 1 cucharadita de romero seco

Proceso de cocción:

1. Mezcle la masa de pan, el agua y el aceite de oliva.
2. Cubra la bandeja para hornear con pergamino.
3. Enrolla la masa en una cocción en un pastel plano. Decorar con aceitunas, espolvorear con sal y romero.
4. Hornee en el horno a 200°C (400°F) durante 20 minutos.
5. ¡importante! Puedes usar tomates secos, queso, tocino, ajo y champiñones como decoración.

Jalapeno Cornbread

Mini- Panes

Porciones: 8 Valores Nutricionales:

g Carbohidratos netos; 11,2 g Proteínas; 26.8 g de grasa; 302 calorías

Ingredientes para los ingredientes secos:

- Harina de almendras – 1,5 tazas

- Harina de linaza dorada - .5 tazas

- Sal – 1 cucharadita.

- Polvo de hornear – 2 cucharaditas.

Ingredientes para los ingredientes húmedos:

- Crema agria grasa completa - .5 tazas

- Mantequilla derretida – 4 cucharadas.

- Huevos grandes - 4

- Stevia líquida – 10 gotas

- Extracto de maíz dulce amoretti – 1 cucharadita.

Ingredientes para los complementos:

- Queso cheddar afilado rallado - .5 taza

- Jalapeños frescos, semillas

- y membranas removidas - 2

Indicaciones:

1. Caliente el horno hasta alcanzar los 375°F.

2. Rocía cada una de las sartenes con spray de cocción de aceite o mantequilla.

3. Batir o tamizar las fijaciones secas (sal, polvo de hornear, harina de almendras y harina de linaza).

4. En otro recipiente, bate las fijaciones húmedas y combina. Doble el queso rallado y los pimientos. Vierta en las sartenes y remate cada una con un anillo de pimienta.

5. Hornee hasta que se dore o unos 20- 22 minutos. Déjelo en la sartén durante unos cinco minutos para enfriarlo. A continuación, simplemente colóquelo en un bastidor de alambre antes de almacenarlo o servirlo.

Pastel de Mousse

de Keto

Tiempo de preparación: 1 hora Porciones:8

Valores nutricionales:

Grasa: 38 g.

Proteína: 8 g.

Carbohidratos: 10 g.

ingredientes:

Para la corteza

- tazas de harina de almendras
- 1/4 de taza de cacao en polvo sin endulzar
- 1/4 de taza de Erythritol
- 1/2 taza de mantequilla derretida

Para el relleno

- tazas de queso crema
- 1/2 taza de chips de chocolate negro, derretidos
- 1/2 taza de Erythritol
- 1 cucharadita de extracto de vainilla
- 1 cucharada de gelatina
- 1 taza de agua hirviendo

Indicaciones:

1. Todos los ingredientes deben combinarse para la corteza en un tazón. Mezcle bien. Empaque la mezcla en una sartén de 9 pulgadas.

2. Combine gelatina y eritritol en un tazón. Agregue una taza de agua hirviendo. Dejar repos en 5 minutos.

3. Batir el queso crema, el chocolate derretido y la vainilla en un tazón separado hasta que estén ligeros y aireados.

4. Agregue gradualmente la mezcla de gelatina en la mezcla de queso crema. Enfríe la mezcla durante 30 minutos y luego extienda sobre la corteza.

5. Ajuste el pastel preparado en el enfriador hasta que esté listo para servir.

EL ALMUERZO DE KETO

Jueves: Almuerzo:

Plato de Jamón y

Brie

Como un hoagie, pero mucho mejor.

Consejo de variación: esta es una situación de mezcla y coincidencia, así que experimenta con diferentes quesos y embutidos.

Tiempo de preparación: 5 minutos tiempo de cocción: Ninguno sirve 2

Lo que hay en él

- Jamón, en rodajas finas (9 onzas)
- Queso Brie (5 onzas)
- Anchoas (2/3 onzas
- Pesto verde (2 T)
- Aceitunas Kalamata (10 qty)
- Espinacas bebé (1/6 onza)
- Mayonesa (.5 tazas)
- Hojas de albahaca frescas (10 qty)

Cómo se hace

Coloque los ingredientes en un plato con una porción de mayonesa.

Carbohidratos netos: 6 gramos De grasa: 103

gramos

Proteína: 40 gramos

Azúcares: 0 gramos

Lunes: Cena:

Costillas cortas

de ternera en

una olla lenta

Con un poco de preparación, usted tendrá una comida caliente esper te espera al final de un largo día.

Consejo de variación: servir sobre coliflor cortada en cubos o con apio.

Tiempo de preparación: 15 minutos Tiempo de cocción: 4 horas Porciones: 4

Lo que hay en él

- Costillas cortas deshuesadas o deshuesadas (2 libras)
- Sal kosher (al gusto)
- Pimienta molida fresca (al gusto)
- Aceite de oliva virgen extra (2 T)
- Cebolla blanca picada (1 qty)
- Ajo (3 dientes)
- Caldo óseo (1 taza)
- Aminoácidos de coco (2 T)
- Pasta de tomate (2 T)

- Vino tinto (1,5 tazas)

Cómo se hace

1. En una sartén grande a fuego medio, agregue el aceite de oliva. Sazona la carne con sal y pimienta. Dore ambos lados.

2. Agregue caldo y costillas doradas a la olla lenta

3. Ponga los ingredientes restantes en la sartén.

4. Hierva y cocine hasta que las cebollas estén tiernas. Unos 5 minutos.

5. Vierta sobre las costillas.

6. Ajuste a 4 a 6 horas en alto o de 8 a 10 horas en mínimos.

Carbohidratos netos: 1 gramo

Grasa: 63 gramos

Proteína: 24 gramos

Azúcares: 1 gramo

CPSIA information can be obtained
at www.ICGtesting.com
Printed in the USA
LVHW05055326 0621
691140LV00012B/1584